AF404298

367

Louis JAMBON

Pharmacien de 1re classe
Préparateur à la Faculté de Médecine
et de Pharmacie

Recherches sur le Pentachlorophénol

ET QUELQUES

PENTACHLOROPHÉNATES

P. LEGENDRE & Cⁱᵉ, LYON

Recherches sur le Pentachlorophénol

ET QUELQUES

PENTACHLOROPHÉNATES

PAR

Le Docteur Louis JAMBON

Pharmacien de 1re Classe
Préparateur à la Faculté de Médecine et de Pharmacie

LYON

IMPRIMERIE Paul LEGENDRE & Cie

Ancienne Maison A. WALTENER

14, rue Bellecordière, 14

1900

A LA MÉMOIRE DE MON PÈRE

A MA MÈRE

A MES PARENTS

Faible tribut de reconnaissance filiale

Pénétré de l'honneur que nous fait M. le Professeur Hugounenq en acceptant la présidence de notre thèse, nous le prions de vouloir bien agréer l'hommage de notre respectueuse gratitude.

L'idée de ce travail nous a été fournie par M. le professeur agrégé Barral ; c'est sous sa direction que nous avons fait toutes nos expériences. Aidé et dirigé par ses conseils, durant les quatre années que nous avons passées dans son laboratoire, où toujours il fut pour nous un maître dévoué et plein d'affection, il nous a été permis de mener notre œuvre à bonne fin. Qu'il reçoive ici, avec l'hommage de notre plus profonde reconnaissance, l'expression de nos plus vifs remerciements.

Que tous nos maîtres reçoivent, avec l'hommage de notre thèse, celui de nos sentiments respectueux.

I

HISTORIQUE

En 1843, Erdmann faisant passer un courant de chlore sur de l'indigo en suspension dans l'eau, obtenait une substance qui, après plusieurs purifications se présentait sous forme de belles aiguilles blanches, à odeur particulière, insolubles dans l'eau froide, solubles dans l'eau chaude et l'alcool. Le chimiste allemand lui donna le nom d'acide chlorindoptique. Plusieurs auteurs ont regardé cet acide chlorindoptique comme du pentachlorophénol. Leur opinion nous paraît tout à fait erronée pour les raisons suivantes :

1° Les propriétés physiques indiquées pour ce corps sont tout à fait insuffisantes pour le déterminer d'une manière précise ; le fait d'avoir indiqué une odeur particulière aux aiguilles blanches obtenues, semble bien montrer que le corps contenait du trichlorophénol à odeur désagréable, tandis que tétrachlorophénol et le pentachlorophénol purs sont inodores à la température ordinaire ;

2º Les analyses données par Erdmann :

	Chlore trouvé	Théorie pour C⁶Cl⁵.OH

Théorie pour $C^6Cl^5.OH$

	Chlore trouvé	Théorie pour $C^6Cl^5.OH$
1ʳᵉ analyse........	54,53 %	66,60 %
2ᵉ analyse........	55,73 %	66,60 %

montrent bien que loin d'être du pentachlorophénol pur, le corps obtenu était un mélange de trichlorophénol et de tétrachlorophénol.

Théorie pour trichlorophénol..... 53,82 Cl %
Théorie pour tétrachlorophénol ... 61,20 Cl %

On peut donc conclure que ce n'est point Erdmann qui prépara le premier le pentachlorophénol.

A la même époque, Laurent, chimiste français, fit passer un courant de chlore dans de l'alcool tenant en suspension de la chlorisatinase.

L'huile qu'il obtint laissa d'abord déposer du chloranile; mais, en traitant par la potasse, puis par l'acide chlorhydrique, il obtint un précipité brun auquel il donna le nom d'acide chlorindoptique chloré. Ce corps lui a donné à l'analyse :

Chlore trouvé	Théorie pour $C^6Cl^5.$ OH
68,3 %	66,60 %

Cette analyse ne concorde pas exactement avec la théorie; toutefois, cet excès de chlore ne peut provenir de l'hexachlorophénol (70,76 % Cl), qui se produit si l'on pousse un peu trop loin la chloruration du pentachlorophénol, car il aurait été décomposé par la potasse et aurait donné du pentachlorophénate de potassium. Il ne peut non plus provenir du chlorure de Julin C^6Cl^6 (74,73 % Cl) qui est insoluble dans la potasse, ni des

octochlorophénols (76,34 % Cl) insolubles eux aussi dans
la potasse ; mais il peut provenir de certaines matières
huileuses indéterminées, à odeur forte et qui contiennent
plus de 70 % de chlore, ou encore de certaines quinones
chlorées qu'un grand nombre de purifications parvien-
nent difficilement à éliminer d'une manière absolue.

Malgré cette analyse, on peut admettre que Laurent,
le premier, prépara le pentachlorophénol. Il est regretta-
ble cependant, que cet auteur ne nous ait pas fourni
d'autres indications sur les propriétés physiques et chimiques du corps qu'il a obtenu.

En 1865. P. Schutzemberger, dans le but d'arriver à
un produit plus iodé que le triiodophénol, fit réagir sur
l'acide phénique triiodé un grand excès de protochlorure
d'iode. L'iode déplacé par le chlore devint libre et lui
donna ainsi de l'acide quintochlorophénique, sublimable
en belles aiguilles blanches de 3 à 4 centimètres de
longueur.

« Ainsi, dit l'auteur, par un excès de protochlorure
« d'iode sur le triiodophénol, on peut facilement obte-
« nir le corps que Laurent avait déjà obtenu par l'action
« du chlore sur la chlorisatinase ».

Un peu plus tard, en 1872, Merz et Weith obtinrent à
nouveau le pentachlorophénol en faisant réagir le chlore,
au bain d'eau salée, sur un mélange de trois parties de
phénol et d'une partie de trichlorure d'antimoine. Le produit de la réaction forme une masse brune, en partie cris-
talline ; celle-ci est chauffée à l'ébullition avec une solution de soude, puis le liquide filtré, est sursaturé par
l'acide chlorhydrique. Le précipité obtenu se présente sous
forme d'une masse dense, foncée, facile à séparer des

eaux mères si l'on opère à chaud, tandis qu'à froid la masse reste spongieuse et difficile à purifier. Pour obtenir le pentachlorophénol pur, il faut distiller le produit avec de la vapeur d'eau surchauffée à 180-200°.

Weber et Wolff ont obtenu le pentachlorophénol en chauffant de la glycérine avec de la soude caustique et du benzène perchloré, ils reprennent le produit par de l'eau et précipitent le pentachlorophénol par l'acide chlorhydrique.

En 1882, Belstein a obtenu du pentachlorophénol par un nouveau procédé : il fait passer un excès de chlore dans une solution acétique de métachloracétanilide. De cette façon, l'auteur obtient du bichlorure de pentachlorophénol, $C^6 Cl^7.OH$, fusible à 80° et transformable en pentachlorophénol sous l'action des alcalis ou de l'alcool absolu.

En 1890, M. Hugounenq, par chloruration de l'anisol en présence du perchlorure d'antimoine, a obtenu de l'hexachlorophénol, et, par suite, son intermédiaire, le pentachlorophénol provenant de la saponification de l'anisol pentachloré.

Enfin, en 1895, M. Barral, en préparant de l'hexachlorophénol, obtint aussi du pentachlorophénol en partant d'un procédé nouveau, consistant à diriger un courant de chlore bien sec sur du phénol synthétique, additionné de 2 % de son poids de perchlorure de fer anhydre.

Le même auteur, par chloruration du phénol en présence d'une petite quantité d'iode, a obtenu toute la série des dérivés chlorés du phénol ; il préconise cette méthode pour préparer le pentachlorophénol, l'hexachlorophénol et les octochlorophénols.

Le but de notre travail a été d'obtenir quelques penta-chlorophénates ; pour cela, nous avons commencé par chercher le mode le plus pratique de préparation du pentachlorophénol.

Après l'historique de la question que nous venons d'exposer, nous étudions la préparation et la purification dans un deuxième chapitre.

Le troisième chapitre est consacré aux propriétés physiques et chimiques.

Enfin le mode de préparation de quelques pentachloro-phénates fait l'objet d'un quatrième chapitre.

II

MÉTHODES DE PRÉPARATION DU PENTACHLOROPHÉNOL

La préparation du pentachlorophénol étant assez difficile, il était indispensable de nous rendre compte de la méthode qu'il est préférable d'employer ; pour cela nous avons fait du pentachlorophénol en utilisant les trois méthodes suivantes :

a) Chloruration du phénol en présence du *trichlorure* ou du *pentachlorure d'antimoine*.

b) Chloruration du phénol en présence de *l'iode*.

c) Chloruration du phénol en présence du *perchlorure de fer anhydre*.

Comme ces méthodes ne donnent pas toujours de bons résultats, nous avons étudié successivement ces trois modes de préparation, en faisant varier les conditions d'expérience pour chacune d'elles.

Dans tous les cas la purification du pentachlorophénol a été fort difficile ; heureusement, grâce au *bioxyde de sodium*, il nous a été permis de donner un mode de purification rapide et aussi parfait que possible.

A. — CHLORURATION DU PHÉNOL EN PRÉSENCE DU CHLORURE D'ANTIMOINE

Merz et Weith, qui, les premiers, ont donné une méthode de préparation du pentachlorophénol, l'obte· naient en faisant passer un courant de chlore dans un mélange de trois parties de phénol et de une partie de trichlorure d'antimoine, chauffé au bain d'eau salée. Dans ces conditions, grâce au grand excès de chlorure d'antimoine, le produit de la réaction contient une très grande quantité de goudrons qui rendent la purification très difficile.

Par cette méthode, le rendement est très variable suivant les conditions dans lesquelles on se place, tandis qu'on peut obtenir plus de 80 % de la quantité théorique lorsque les conditions sont les plus favorables, on peut avoir seulement 10 % du rendement, lorsque l'élévation de la température détermine la transformation du pentachlorophénol en perchlorodioxydiphénylène.

Nous avons vérifié que les recommandations faites par M. Barral, pour la préparation de l'hexachlorophénol α, doivent être suivies pour obtenir du pentachlorophénol avec un rendement maximum :

1º On peut employer indifféremment le trichlorure ou le pentachlorure d'antimoine; avec ce dernier on risque d'avoir un peu plus de matières goudronneuses, surtout si l'on ajoute le pentachlorure d'antimoine avant la transformation du phénol en trichlorophénol.

2º Le chlorure d'antimoine ne doit pas être ajouté directement au phénol, dès le début de l'opération ; il faut attendre que le phénol soit transformé, au préalable, en trichlorophénol. Sans cette précaution, le chlorure d'antimoine ajouté au phénol produit une vive réaction, la masse devient rouge, puis noirâtre ; il se forme une grande quantité de matières goudronneuses qui rendent la purification difficile et diminuent beaucoup le rendement.

3° L'addition de chlorure d'antimoine doit se faire dans la proportion de 4 à 5 % du phénol employé. En deçà la chloruration se fait lentement, au-delà la quantité des produits goudronneux et de perchlorodioxydiphénylène est augmentée.

4° La température ne doit pas être supérieure à 135-140°, sans quoi une forte proportion de pentachlorophénol se transforme en perchlorodioxydiphénylène :

$$\begin{array}{c} C^6Cl^4O \\ | \\ C^6Cl^4O \end{array}$$

Dans plusieurs préparations, nous avons obtenu une transformation de plus de la moitié du pentachlorophénol en perchlorodioxydiphénylène, parce que, la masse s'étant complètement solidifiée, le courant de chlore ne pouvait plus passer, ce qui nous a obligé à chauffer jusqu'à 165-170°, afin d'obtenir une masse liquide et pouvoir continuer l'opération. Dans une autre expérience où la température ne s'est élevée que jusqu'à 150°, nous n'avons eu que 10 % environ de perchlorodioxydiphénylène, formé d'après la relation :

$$2\ C^6Cl^5.OH = 2\ HCl + \begin{array}{c} C^6Cl^4O \\ | \\ C^6Cl^4O \end{array}$$

5° Le chlore doit être parfaitement sec, afin d'éviter la formation du chloranile.

En employant le chlore liquide on obtient un produit exempt de chloranile ; mais si on prépare le chlore par l'action de SO_4H^2 sur un mélange de MnO^2 et de $NaCl$, il se forme toujours une plus ou moins grande quantité de chloranile, vu la difficulté que l'on éprouve à dessécher complètement un courant rapide de chlore.

Chloruration. — Dans une cornue tubulée, d'environ 3 litres, on met 1 kilog. de phénol synthétique dans lequel on fait arriver du chlore sec.

On détermine, au préalable, le poids de la cornue, de façon à pouvoir, par pesées successives, se rendre compte de la marche de l'opération.

Cette cornue est placée dans un bain d'huile, avec un régulateur, de sorte que l'on puisse facilement régler la température. Enfin, à la suite de la cornue, on place d'abord un flacon vide, puis des flacons tarés contenant de l'eau ; l'augmentation de poids de ces derniers flacons permet de vérifier et de suivre la chloruration.

Au commencement, l'absorption du chlore est complète et la chaleur dégagée par la réaction suffit pour liquéfier le phénol ; cependant il est prudent de chauffer vers 5o à 6oº, de crainte de voir le tube abducteur se boucher. Lorsque le chlore n'est plus complètement absorbé, même si l'on élève la température, c'est que l'on arrive au trichlorophénol, ce dont on se rend facile-ment compte en pesant la cornue. On ajoute alors le chlorure d'antimoine et on continue la chloruration en élevant progressivement la température jusque vers 125 à 13oº. D'abord liquide, la masse se solidifie peu à peu à la partie supérieure et sur les bords ; à ce moment il

est bon d'enfoncer un peu le tube à dégagement et de
peser de temps en temps la cornue, afin d'arrêter l'expérience lorsque l'augmentation est de 1834 gr., corres-
pondant à la transformation du phénol en pentachlorophénol. On laisse refroidir ; lorsque la masse est complètement solide, on brise la cornue et on laisse le produit,
grossièrement pulvérisé, digérer quelques jours avec de
l'eau acidulée par de l'acide chlorhydrique, puis on lave
avec de l'eau jusqu'à ce que celle-ci ne soit plus sensible-
ment acide ; on laisse sécher et on procède à la purification.

Purification. — La masse, complètement sèche et pul-
vérisée, est mise dans un grand ballon avec de l'éther de
pétrole où on l'abandonne pendant deux jours à la température ordinaire. Ce traitement a pour but d'enlever
la plus grande partie des matières huileuses et de per-
mettre une purification plus rapide. Par évaporation de
l'éther de pétrole, il reste une masse visqueuse, contenant un peu de pentachlorophénol et quelquefois aussi
de l'hexachlorophénol α si la chloruration a été poussée
un peu trop loin.

Après ce premier traitement, nous avons essayé plusieurs procédés : ou bien le pentachlorophénol peut être
mis à cristalliser dans le benzène bouillant, mais toujours
on obtient un produit plus ou moins coloré en rose, qu'il
est impossible de purifier parfaitement.

On peut aussi, et c'est même le mode de traitement
le plus général, mettre le pentachlorophénol en suspension dans de l'eau et y ajouter de la soude ou de la
potasse jusqu'à dissolution à peu près complète ; par
filtration on sépare encore un peu de matières vis-

queuses et parfois du perchlorodioxydiphénylène ; dans le liquide filtré on précipite le pentachlorophénol par l'acide chlorhydrique, on sèche et on fait cristalliser le produit dans le benzène ; mais ce n'est qu'après cinq ou six traitements assez longs que l'on parvient à obtenir un produit à peu près pur.

Nous avons trouvé un procédé qui nous a permis d'obtenir par une seule cristallisation un produit parfaitement pur et exempt de cette matière colorante rouge que l'on ne peut enlever dans les cas précédents.

Le procédé consiste simplement à ajouter au pentachlorophénol en solution dans la soude, 2 à 3 % de son poids de bioxyde de sodium ; il se produit une assez vive réaction, le liquide s'échauffe et se colore davantage ; à ce moment, si l'on précipite le pentachlorophénol par l'acide chlorhydrique, on obtient un produit qui, après lavage, est parfaitement blanc. Avec du pentachlorophénol purifié de cette façon, nous avons obtenu, après une seule cristallisation dans le benzène ou l'éther de pétrole, de beaux cristaux parfaitement incolores.

B. — CHLORURATION DU PHÉNOL EN PRÉSENCE DE L'IODE.

Le principe de ce mode de préparation a été donné par Schutzemberger, qui a obtenu du pentachlorophénol en faisant réagir un excès de protochlorure d'iode sur du triiodophénol.

M. Barral ayant remarqué la formation de pentachlorophénol pur dans une expérience de chloruration du carbonate de phényle en présence de l'iode, a fait passer un courant de chlore dans du phénol additionné de 5 °/₀ d'iode. Cette chloruration lui a permis d'obtenir toute la série des dérivés chlorés du phénol. Il a montré que cette méthode est préférable à celle du chlorure d'antimoine pour la préparation du pentachlorophénol.

L'étude que nous avons faite de cette méthode de chloruration nous a montré qu'il faut prendre à peu près les mêmes précautions que dans la préparation du pentachlorophénol par le chlorure d'antimoine, c'est-à-dire : 1º il suffit d'ajouter 2 à 3 °/₀ d'iode, lorsque le phénol est déjà amené à l'état de trichlorophénol ; 2º il ne faut pas chauffer au dessus de 140 à 145º, de crainte de voir se former une quantité notable de perchlorodioxydiphénylène.

Par ce procédé, toutefois, nous avons eu un rendement plus grand, et la purification du produit est moins longue que dans le cas précédent. Le rendement a été de 85 à 90 °/₀ environ, tandis que, par la méthode de Merz et Weith, le rendement n'a atteint, au maximum, que 80 °/₀.

C. — CHLORURATION DU PHÉNOL EN PRÉSENCE DU PERCHLORURE DE FER ANHYDRE

Ce procédé, indiqué pour la première fois en 1895, par M. Barral, pour la préparation de l'hexachlorophénol, nous a donné un excellent résultat ; non seulement la chloruration marche très bien par l'addition de 3 à 4 °/₀ de perchlorure de fer, mais encore la purification en est plus rapide, car on supprime le lavage préliminaire de la masse successivement par l'acide chlorhydrique étendu et par l'eau, la soude précipitant directement le fer en excès. De plus, le produit traité par le bioxyde de sodium donne du pentachlorophénol très pur ; enfin, le rendement presque théorique peut atteindre 95 %, si la chloruration a été faite dans de bonnes conditions. Aussi décrirons-nous ce mode de préparation qui nous a donné les meilleurs résultats et nous paraît le plus recommandable des trois procédés employés.

PRÉPARATION

On fait passer un courant de chlore sec dans du phénol pur ; lorsque celui-ci est transformé en trichlorophénol, on ajoute environ 3 % de perchlorure de fer anhydre et l'on continue la chloruration comme dans les cas précédents, en évitant que la température ne s'élève au-dessus de 140 à 150°. On arrête le courant de chlore lorsque l'augmentation de poids indique la transformation complète du phénol en pentachlorophénol.

Le produit obtenu est traité à froid par le double de son poids d'éther de pétrole, afin d'enlever le peu de matières visqueuses qui se produisent toujours, mais en quantité bien moindre que dans les autres procédés. Le résidu, après avoir été complètement privé de l'excès d'éther de pétrole par exposition à l'air, est traité à chaud par une solution de soude caustique. La dissolution étant effectuée, on ajoute peu à peu du bioxyde de sodium dans la proportion de 2 à 3 % du poids du pentachloro_ phénol ; puis, après filtration de cette solution de pentachlorophénate de sodium, on ajoute un léger excès d'acide chlorhydrique afin de précipiter le pentachlorophénol. Celui-ci, lavé d'abord par décantation, puis recueilli sur un filtre, est lavé à l'eau froide jusqu'à ce que le liquide passe incolore.

On fait alors cristalliser le pentachlorophénol dans le benzène chaud.

Nous avons analysé le pentachlorophénol préparé par les trois méthodes que nous avons indiquées ; après cristallisation dans le benzène, le chloroforme ou l'éther de pétrole, nous avons obtenu les résultats suivants :

	I	II	III
Substance........	0,3156	0,2252	0,2515
AgCl.............	0,8484	0,6054	0,6785
Cl % trouvé.....	66,46	66,47	66,71

Théorie pour C^6Cl^5OH :

Cl %   66,60

Points de fusion :	185°	185-187°	186°

Ces analyses, ainsi que les points de fusion, montrent la pureté de ces échantillons du pentachlorophénol qui nous a servi dans la préparation des pentachlorophénates.

III

PROPRIÉTÉS DU PENTACHLOROPHÉNOL

Le pentachlorophénol cristallise en beaux prismes rhomboïdaux, incolores, fondant à 186-187°, à 189° d'après M. Hugounenq. Il est inodore à la température ordinaire, mais sous l'action de la chaleur, il se sublime en belles aiguilles en dégageant une odeur piquante assez désagréable.

Il ne bout pas sans se décomposer à la température de 309-310°, sous la pression de $754^{m/m}$.

Il est presque insoluble dans l'eau froide, un peu plus dans l'eau bouillante, assez soluble dans le benzène, l'alcool, l'éther à 65°, un peu moins dans le chloroforme, la ligroïne et l'éther de pétrole. Toutefois, si, avec l'éther de pétrole, on obtient des cristaux très purs, nous ne saurions recommander ce dissolvant pour faire cristalliser de grandes quantités de produit.

Nous avons déterminé la solubilité du pentachlorophénol dans quelques dissolvants neutres, à la température de 18°. Pour cela, dans une capsule tarée, nous

avons mis un poids connu du dissolvant saturé de pentachlorophénol, après évaporation, une nouvelle pesée
nous a donné le poids du résidu et, par différence, le
poids du dissolvant employé.

Nous avons obtenu ainsi les résultats suivants :

Eau froide (18°)	0,005 °/₀
Ether de pétrole....................	1,12 °/₀
Chloroforme....................	2,74 °/₀
Alcool à 93°	6,00 °/₀
Alcool absolu....................	7,90 °/₀
Benzène....................	9,31 °/₀

Il se dissout très bien dans les alcalis, surtout si l'on
opère à chaud, mais les solutions alcalines étendues sont
précipitées par l'acide carbonique, comme on peut s'en
rendre compte, en laissant la solution à l'air, ou plus rapidement, en faisant barboter un courant d'acide carbonique dans une solution neutre de pentachlorophénate
de sodium ou de potassium.

L'ébulition prolongée du pentachlorophénol fondu
le décompose, il y a formation d'acide chlorhydrique et
d'un produit de formule $C^{12}Cl^8O^2$, que les auteurs
appellent oxyde de phénylène perchloré ou perchlorodioxydiphénylène.

L'amalgame de sodium en présence de l'eau n'agit que
lentement sur le pentachlorophénol, en donnant, après
quelques semaines seulement, du phénol monochloré.

Il ne donne pas de dérivé sulfoconjugué, comme nous
l'indique la théorie, mais si on le chauffe avec de l'acide
sulfurique 66° ou de l'acide de Nordhausen, il se dissout
et ce n'est qu'à une certaine température qu'il se décompose et charbonne un peu.

L'acide azotique, même à froid, le transforme en per-chloroquinone, avec formation de chloropicrine qui irrite fortement les yeux.

Certaines actions oxydantes, telle que l'action du chlorate de potassium avec l'acide chlorhydrique, celle de l'eau régale, celle du chlore en présence de l'eau, détruisent une forte proportion de pentachlorophénol et transforment successivement le reste en heptachlorophénol C^6Cl^7OH, hexachlorophénol α, C^6Cl^6O et en quinone perchlorée $C^6Cl^4O^2$.

Le pentachlorophénol, comme tous les phénols, se combine aux bases pour donner naissance à des pentachlorophénates et ne décompose pas les carbonates. Il s'éthérifie assez facilement; l'éther méthylique a été obtenu par Weber et Wolff, ainsi que par M. Hugounenq; M. Barral a obtenu les éthers des acides acétique, propionique, butyrique, benzoïque et phosphorique. Le même auteur a obtenu le carbonate de pentachlorophénol, ainsi que plusieurs carbonates mixtes du pentachlorophénol et de divers alcools.

Ajoutons que le pentachlorophénol est un sternutatoire au premier chef et que quelques parcelles de ce produit pulvérisé et en suspension dans l'atmosphère suffisent pour incommoder les assistants.

IV

PENTACHLOROPHÉNATES

Le pentachlorophénol, étant un phénol, doit se combiner avec les bases pour former des sels. Aussi, est-ce grâce à cette propriété que nous avons réussi à préparer les quelques pentachlorophénates que nous allons étudier.

Préparation. — Nous avons obtenu des pentachlorophénates par deux procédés :

1º En faisant réagir directement sur la base le pentachlorophénol bien pulvérisé et en suspension dans l'eau, en ayant soin de chauffer et de maintenir l'ébullition quelques minutes. C'est ainsi que nous avons obtenu les pentachlorophénates d'ammoniaque, de soude et de potasse, déjà connus. Nous avons préparé, par ce même procédé, les pentachlorophénates de lithium, de baryum, de strontium, de calcium et d'aniline.

2º On peut obtenir également les pentachlorophénates par double décomposition, surtout lorsqu'ils sont insolubles ou peu solubles dans l'eau. Par ce second procédé, nous avons préparé les pentachlorophénates de magnésium, de zinc, de cobalt, de nickel, de mercure, de plomb et d'argent ; ceux-ci n'avaient pas encore été obtenus et étudiés. Par ce même procédé, nous avons aussi réussi à préparer les pentachlorophénates de baryum, de strontium et de calcium.

I. — Par la première méthode, on fait bouillir pendant une heure environ, du pentachlorophénol bien pulvérisé, avec de l'ammoniaque, une solution de soude ou de potasse. On filtre la solution bouillante, on laisse cristalliser et on recueille très rapidement les cristaux formés, en ayant soin de vite les essorer, car en présence de l'air ils absorbent un peu d'acide carbonique.

II. — Le deuxième procédé consiste à prendre exactement une molécule de pentachlorophénol finement pulvérisé, de le dissoudre dans de l'eau contenant un peu plus d'une molécule de soude ou de potasse caustique, puis d'ajouter goutte à goutte et en remuant, de l'acide azotique très étendu, comme l'a fait remarquer M. le professeur Hugounenq pour la préparation des tétrachlorophénates, jusqu'à ce qu'il se forme un très léger précipité ; l'acide azotique sature d'abord l'excès d'alcali, on obtient ainsi une solution de pentachlorophénate de sodium ou de potassium exempte d'excès d'alcali. A cette solution ainsi préparée et filtrée, on ajoute alors une dissolution contenant une molécule d'un sel d'argent, de plomb, etc.

Dans cette préparation il faut opérer à chaud et en solution neutre, sans quoi on s'expose à obtenir des pentachlorophénates renfermant des oxydes d'argent, de plomb, etc., qu'il est impossible d'enlever. Au contraire, si la solution est très légèrement acide, il peut se précipiter un peu de pentachlorophénol, qu'il est facile de séparer, soit par la filtration de la solution, soit par le benzène après dessication.

Purification. — Les pentachlorophénates obtenus peuvent renfermer les impuretés suivantes : 1° un excès de sel métallique ; dans ce cas, la purification consiste à le laver avec de l'eau froide de façon à éliminer tout le sel soluble. — 2° Le plus souvent, en présence de l'air, le pentachlorophénate alcalin se dissocie avec formation de pentachlorophénol et de carbonate alcalin ; en faisant réagir le sel métallique sur ce mélange, on obtient du pentachlorophénate mélangé à du carbonate de la base. Celui-ci étant souvent insoluble, sa présence rend la purification absolument impossible. — 3° Si l'on opère sur une solution de pentachlorophénate légèrement acide, il y a précipitation d'un peu de pentachlorophénol ; dans ce cas, la purification se fait assez facilement en traitant le produit sec par le benzène. Le pentachlorophénate reste insoluble, tandis que le pentachlorophénol se dissout.

Lorsque le pentachlorophénate est soluble dans l'eau ou dans tout autre dissolvant neutre, il suffit de le faire recristalliser dans le vide.

Analyses. — Pour effectuer la détermination de l'eau, on met d'abord, pendant 24 heures, un poids connu du produit finement pulvérisé sous la cloche à acide sulfurique et dans le vide, puis on le porte à l'étuve à 110° pendant 5 à 6 heures, jusqu'à ce que le poids reste constant. Quelques pentachlorophénates, tels ceux de nickel et de cobalt, perdent de l'eau dans le vide, mais nous avons toujours effectué le dosage sur un produit desséché à 110°.

Pour le dosage de la base nous avons employé différentes méthodes qui sont indiquées pour chacun d'eux ; en général nous avons transformé le sel en sulfate.

Propriétés. — Les pentachlorophénates sont des corps solides, beaucoup sont cristallisés en longues aiguilles ou en prismes aplatis, généralement orthorhombiques.

Les uns sont insolubles dans l'eau, par exemple ceux de plomb, d'argent, etc. ; d'autres sont assez solubles, tels sont ceux de nickel, cobalt, etc. ; enfin, quelques-uns sont très solubles, tel est le cas de ceux de calcium et de lithium.

L'alcool en dissout quelques-uns, tous sont insolubles dans le benzène.

Ils sont tous décomposés par les acides même les plus faibles. L'acide carbonique de l'air, surtout en présence de l'eau, en décompose un certain nombre en produisant du pentachlorophénol et du carbonate de la base ; ceux de potassium, de sodium, de lithium, de calcium, de strontium, de baryum sont les plus altérables.

Les pentachlorophénates d'ammonium, de phénylhydrazine et d'aniline, moins stables encore, sont dissociés à l'air.

PENTACHLOROPHÉNATE DE LITHIUM

Le pentachlorophénate de lithium s'obtient en faisant réagir directement à chaud, 2 gr. 4 de lithine pure sur 26 gr, 6 de pentachlorophénol pulvérisé et en suspension

dans l'eau. Par cristallisation, on obtient de belles aiguilles blanches de pentachlorophénate de lithium, très
soluble dans l'eau ; comme les pentachlorophénates de
soude et de potasse, il absorbe assez facilement l'acide
carbonique de l'air pour se transformer en carbonate de
lithium et en pentachlorophénol.

Dosage de l'eau :

Matière............................. 0,7930
Perte à 110°......................... 0,0508
Eau º/o............................. 6,25
Théorie pour $C^6Cl^5OLi + H^2O$........ 6,18

Nous avons ensuite dosé la lithine à l'état de sulfate de
lithium, en chauffant un poids connu de pentachlorophénate de lithium dans un creuset de porcelaine ; après
décomposition, combustion du charbon et refroidissement, on ajoute une goutte ou deux d'acide sulfurique et
on chauffe doucement jusqu'à ce qu'il ne se dégage plus
de fumées blanches, en ayant soin de couvrir le creuset,
afin d'éviter les pertes par projections :

Matière............................. 0,2283
Sulfate de lithium.................... 0,0450
Lithium º/o.......................... 2,52
Théorie pour C^6Cl^5OLi 2,57

La formule du pentachlorophénate de lithium est
donc :

$$C^6Cl^5OLi + H^2O$$

PENTACHLOROPHÉNATE DE SODIUM

Le pentachlorophénate de sodium, préparé pour la première fois par Merz et Weith, qui n'ont donné aucune analyse, s'obtient en faisant réagir à chaud une molécule de pentachlorophénol pur sur une molécule de soude caustique en solution. Par refroidissement ou évaporation de la solution filtrée, on obtient de belles aiguilles blanches micacées, solubles dans l'eau, l'alcool et l'éther. Ces aiguilles absorbent assez facilement l'acide carbonique de l'air, aussi faut-il les essorer et les sécher rapidement.

La chaleur le décompose en perchlorodioxydiphénylène et chlorure de sodium :

$$2C^6Cl^5.ONa = 2NaCl + C^{12}Cl^8O^2$$

Dosage de l'eau :

Matière	0,8822
Perte d'eau à 110°	0,0537
Eau °/o	6,08
Théorie pour $C^6Cl^5.ONa + H^2O$	5,88

Nous avons dosé le sodium à l'état de sulfate de sodium dans le pentachlorophénate desséché à 110° : après avoir décomposé très lentement le sel organique par la chaleur dans un creuset de porcelaine muni de son couvercle, afin d'éviter toute projection, on ajoute après refroidissement, quelques gouttes d'acide sulfurique et on évapore avec précaution, en ajoutant un peu de carbonate d'ammoniaque ; nous avons obtenu :

Matière............................... 0,1128
Sulfate de sodium..................... 0,0281
Sodium %............................. 8,07
Théorie pour C^6Cl^5ONa.............. 7,98

La composition du pentachlorophénate de sodium est donc la suivante :

$$C^6Cl^5ONa + H^2O$$

PENTACHLOROPHÉNATE DE POTASSIUM

Il s'obtient absolument dans les mêmes conditions que le précédent et se présente également sous forme d'aiguilles blanches, solubles dans l'eau, l'alcool absolu et l'éther ; comme le précédent, la chaleur le décompose suivant la formule :

$$2\ C^6Cl^5.OK = 2KCl + C^{12}Cl^8O^2$$

Détermination de l'eau :

Matière............................... 0,8491
Perte d'eau à 110°.................... 0,1612
Eau %................................ 18,97
Théorie pour $C^6Cl^5.OK + H^2O$....... 19,14

Dosage du potassium.— On l'effectue dans les mêmes conditions que pour le sodium :

Matière............................... 0,1737
Sulfate de potassium.................. 0,0495
Potassium %.......................... 12,79
Théorie pour $C^6Cl^5.OK$.............. 12,82

nous lui attribuons donc la formule :

$$\mathbf{C^6Cl^5. OK + H^2O}$$

PENTACHLOROPHÉNATE D'AMMONIUM

Le pentachlorophénate d'ammonium, préparé par Merz et Weith, cristallise dans l'ammoniaque bouillante, en longues aiguilles flexibles peu solubles dans l'eau froide, assez solubles dans l'alcool.

Ce sel se dissocie très facilement et très rapidement à l'air en dégageant de l'ammoniaque et se transformant en pentachlorophénol.

En cherchant à avoir le point de fusion, on obtient celui du pentachlorophénol, et l'atmosphère du tube contient de l'ammoniac.

Malgré cette dissociation, des cristaux de pentachlorophénate d'ammoniaque, essorés rapidement, nous ont donné les résultats suivants pour le dosage du chlore :

Matière	0,3612
AgCl	0,9234
Chlore °/₀	63,21
Théorie pour $C^6Cl^5OAzH^4$	62,71

Nous avons cherché à déterminer la perte d'eau à 110° ; en même temps qu'il y a perte d'eau, AzH^3 se volatilise et il reste du pentachlorophénol. Nous avons obtenu le résultat suivant :

Matière...............................	0,5730
Perte à 110°.........................	0,0699
Eau + AzH³ °/₀.......................	16,03
Théorie pour : { C⁶Cl⁵OH. AzH³ + H²O..	11,62
{ C⁶Cl⁵OH. AzH³ + 2H²O.	16,61

Ce résultat, rapproché du dosage du chlore, dont le chiffre est trop élevé, montre que le produit avait déjà subi un commencement de dissociation, avait perdu un peu d'eau et d'ammoniac ; par conséquent la formule la plus probable est :

$$C^6Cl^5OH.\ AzH^3 + 2H^2O$$

PENTACHLOROPHÉNATE DE CALCIUM

Nous avons pu préparer ce composé par les deux procédés :

1º En faisant bouillir de la chaux pure avec du pentachlorophénol en suspension dans l'eau ; le liquide filtré, mis à cristalliser dans le vide, donne des petites aiguilles blanches feutrées.

2º On peut également obtenir ce composé par double décomposition entre le pentachlorophénate de sodium et le chlorure de calcium ; mais, comme il est très soluble dans l'eau, il est fort difficile de l'obtenir à l'état de pureté par cette méthode.

Ce sel se présente sous forme de petites aiguilles blanches, infusibles, très solubles dans l'eau, insolubles dans le benzène. Il absorbe très rapidement l'acide carbonique

de l'air pour donner du carbonate de chaux et du pentachlorophénol. A l'étuve à 110°, ce corps, cristallisé dans
le vide, n'a pas éprouvé de perte d'eau.

Nous avons dosé la chaux contenue dans ce composé.
Pour cela, nous avons chauffé dans un creuset de porcelaine un poids déterminé de pentachlorophénate de calcium, puis nous avons calciné lentement le produit jusqu'à décomposition parfaite : on laisse refroidir, on
ajoute quelques gouttes d'acide sulfurique, et on chauffe de
nouveau en ayant bien soin de couvrir le creuset pour
éviter toute projection, jusqu'à ce qu'il ne se dégage plus
de vapeurs d'acide sulfurique ; on porte le creuset dans
la cloche à acide sulfurique et on pèse le sulfate de
chaux obtenu :

<pre>
Matière.............................. 0,4233
Sulfate de calcium................... 0,1082
Calcium %.......................... 7,05
Théorie pour $(C^6Cl^5O)^2Ca$ 7,00
</pre>

La composition du pentachlorophénate de calcium est
la suivante :

$$(C^6Cl^5O)\,{}^2Ca$$

PENTACHLOROPHÉNATE DE STRONTIUM

Le pentachlorophénate de strontium se présente sous
forme de belles aiguilles blanches, assez solubles dans
l'eau froide, beaucoup plus dans l'eau chaude ; il est infusible, mais au rouge, il se décompose et charbonne.

Nous l'avons préparé par double décomposition, en traitant à chaud deux molécules de pentachlorophénate de sodium par une molécule de chlorure de strontium ; le liquide, filtré à chaud, laisse déposer par refroidissement des cristaux de pentachlorophénate de strontium.

Le pentachlorophénate de strontium, laissé dans le vide pendant 2 h., n'a pas subi de perte.

Dosage de l'eau :

$$
\begin{array}{ll}
\text{Matière} & 0,7431 \\
\text{Perte de poids à } 110^{\circ} & 0,0403 \\
\text{Eau } ^{\circ}/_{\circ} & 5,44 \\
\text{Théorie pour } (C^6Cl^5O)^2Sr + 2H^2O & 5,50
\end{array}
$$

Nous avons ensuite dosé le strontium à l'état de sulfate de strontium, en opérant comme pour le calcium, sur un produit séché à 110° :

$$
\begin{array}{ll}
\text{Matière} & 0,3597 \\
\text{Sulfate de strontium} & 0,1064 \\
\text{Strontium } ^{\circ}/_{\circ} & 14,11 \\
\text{Théorie pour } (C^6Cl^5O)^2Sr & 14,15
\end{array}
$$

La composition du pentachlorophénate de strontium est donc :

$$(C^6Cl^5O)^2Sr + 2\ H^2O$$

PENTACHLOROPHÉNATE DE BARYUM

Nous avons préparé le pentachlorophénate de baryum dans les mêmes conditions que les pentachlorophénates de calcium et de strontium :

1º En chauffant pendant une heure de la baryte et du pentachlorophénol en suspension dans l'eau ; on filtre et on laisse cristalliser.

2º On décompose le pentachlorophénate de sodium par une solution étendue d'azotate de baryum à chaud, on filtre ; par refroidissement on a de belles paillettes blanches de pentachlorophénate de baryum.

Comme celui de strontium, il ne perd pas d'eau dans le vide.

Détermination de l'eau :

$$
\begin{aligned}
&\text{Matière} \dots\dots\dots\dots\dots\dots\dots\dots\dots\dots\ 0,4418 \\
&\text{Perte à } 110º \dots\dots\dots\dots\dots\dots\dots\dots\ 0,0241 \\
&\text{Eau } \% \dots\dots\dots\dots\dots\dots\dots\dots\dots\ 5,45 \\
&\text{Théorie pour } (C^6Cl^5O)^2Ba + 2H^2O \dots\dots\ 5,45
\end{aligned}
$$

Nous avons ensuite effectué le dosage du baryum en procédant comme pour le calcium et le strontium, en ayant soin d'ajouter un peu d'azotate d'ammonium pur et cristallisé, dans le but de brûler complètement le charbon formé.

$$
\begin{aligned}
&\text{Matière} \dots\dots\dots\dots\dots\dots\dots\dots\ 0,1984 \\
&\text{Sulfate de baryum} \dots\dots\dots\dots\dots\ 0,0688 \\
&\text{Baryum } \% \dots\dots\dots\dots\dots\dots\dots\ 20,39 \\
&\text{Théorie pour } (C^6Cl^5O)^2Ba \dots\dots\dots\ 20,5
\end{aligned}
$$

La composition de ce sel correspond à la formule :

$$(C^6Cl^5O)^2Ba + 2H^2O$$

PENTACHLOROPHÉNATE DE MAGNÉSIUM

Nous l'avons obtenu par double décomposition entre
une solution contenant 28 gr, 9 de pentachlorophénate de
sodium et une solution contenant 9,4 de chlorure de
magnésium. On opère à chaud ; par refroidissement, on
obtient de petites aiguilles blanches de pentachlorophénate de magnésium peu solubles à froid.

Détermination de l'eau :

Matière................................	0,4059
Perte d'eau à 110°......................	0,1040
Eau °/o................................	25,61
Théorie pour $(C^6Cl^5O)^2Mg + 10\ H^2O$...	24,50

Nous avons dosé le magnésium à l'état de sulfate de
magnésium en opérant comme dans les cas précédents
sur un produit desséché à 110° :

Matière................................	0,3736
Sulfate de magnésium..................	0,0893
Magnésium °/o.........................	4,81
Théorie pour $(C^6ClO^5)^2Mg$...........	4,80

On doit donc attribuer au pentachlorophénate de
magnésium, la formule suivante :

$$(C^6Cl^5O)^2Mg + 10\ H^2O$$

PENTACHLOROPHÉNATE DE ZINC

Ce corps, préparé par le même procédé, c'est-à-dire par double décomposition, est insoluble dans l'eau et l'alcool, décomposable par les alcalis et les acides.
Détermination de l'eau :

Matière.............................	0,3434
Perte d'eau à 110°.....................	0,0762
Eau %.............................	2,62
Théorie pour $(C^6Cl^5O)^2Zn + H^2O$........	2,88

Dosage du zinc à l'état de sulfate de zinc dans le pentachlorophénate séché à 110° :

Matière.............................	0,1431
Sulfate de zinc.....................	0,0384
Zinc %.............................	10,85
Théorie pour $(C^6Cl^5O)^2Zn$.............	10,90

La composition correspond donc à :

$$(C^6Cl^5O)^2Zn + H^2O$$

PENTACHLOROPHÉNATE DE COBALT

Le pentachlorophénate de colbalt, préparé par double décomposition, se présente sous formes de belles aiguilles violettes couleur fleur de pêcher, devenant gris cendre à chaud et noircissant au rouge sans fondre. Ce pentachlorophénate est assez soluble dans l'eau chaude, insoluble dans l'alcool et le benzène.

Détermination de l'eau :

Matière............................	0,3223
Perte à 110°........................	0,0320
Eau º/o.............................	9,93
Théorie pour $(C^6Cl^5O)^2Co + 4H^2O$.....	9,66

A l'analyse, le produit desséché à 110° nous a donné les résultats suivants :

Matière............................	0,3043
Sulfate de cobalt....................	0,0747
Cobalt º/o...........................	9,40
Théorie pour $(C^6\ Cl^5O)^2Co$...........	10,00

Nous lui donnons donc la formule suivante :

$$(C^6Cl^5O)^2Co + 4\ H^2O$$

PENTACHLOROPHÉNATE DE NICKEL

Ce pentachlorophénate se présente sous forme de belles aiguilles vertes, solubles dans l'eau, surtout à chaud, insolubles dans le benzène.

Dans le vide, ces aiguilles pulvérisées deviennent jaune verdâtre ; si on les chauffe au rouge, elles charbonnent sans fondre.

Détermination de l'eau :

Matière 0,4071
Perte d'eau à 110°.................... 0,0821
Eau °/o.............................. 20,16
Théorie pour $(C^6Cl^5O)^2Ni + 8\ H^2O$..... 19,63

Le dosage du produit a été effectué sur un échantillon au préalable débarrassé de toute trace de pentachlorophénol par un traitement à l'aide du benzène, puis séché à 110°.

Matière........................... 0,3988
Sulfate de nickel.................... 0,1038
Nickel °/o.......................... 9,90
Théorie pour $(C^6\ Cl^5\ O)^2\ Ni$........... 10,00

Nous donnons donc au pentachlorophénate de nickel la formule suivante :

$$(C^6Cl^5O)^2Ni + 8\ H^2O$$

PENTACHLOROPHÉNATE DE CUIVRE

Le sel de cuivre se présente sous forme d'un corps amorphe, rouge brun foncé tirant un peu sur le violet. Complètement insoluble dans l'eau, même à chaud, insoluble dans le benzène, un peu soluble dans l'alcool. Infusible à 210°, mais à une température plus élevée il se décompose et charbonne.

Détermination de l'eau :

Matière.............................. 0,7692
Perte d'eau à 110°.................... 0,0101
Eau °/o.............................. 1,30
Théorie pour $(C^6Cl^5O)^2Cu + 1/2\ H^2O$.. 1,49

Nous avons dosé le cuivre à l'état d'oxyde ; pour cela, le produit séché à 110° a été préalablement traité par le benzène pour enlever toute trace de pentachlorophénol, puis chauffé, dans un creuset de porcelaine muni de son couvercle, jusqu'à complète décomposition de la matière organique ; comme il aurait pu se former un peu de protoxyde, nous avons ajouté une petite quantité de bioxyde de mercure pur ne laissant aucun résidu à la calcination, et nous avons porté de nouveau au rouge :

$$
\begin{aligned}
&\text{Matière} \dots \dots \dots \dots \dots \dots \dots \dots \dots \quad 0{,}2886 \\
&\text{Oxyde de cuivre} \dots \dots \dots \dots \dots \dots \quad 0{,}0382 \\
&\text{Cuivre } ^o/_o \dots \dots \dots \dots \dots \dots \dots \dots \quad 10{,}57 \\
&\text{Théorie pour } (C^6Cl^5O)^2Cu \dots \dots \dots \dots \quad 10{,}60
\end{aligned}
$$

La formule du pentachlorophénate de cuivre est donc :

$$(C^6Cl^5O)^2Cu + 1/2\ H^2O$$

PENTACHLOROPHÉNATE MERCURIQUE

Obtenu par double décomposition, il se présente sous forme d'une poudre amorphe, jaune canari, insoluble dans tous les dissolvants.

Détermination de l'eau :

$$
\begin{aligned}
&\text{Matière} \dots \dots \dots \dots \dots \dots \dots \dots \dots \quad 0{,}2662 \\
&\text{Perte d'eau à } 110° \dots \dots \dots \dots \dots \dots \quad 0{,}0126 \\
&\text{Eau } ^o/_o \dots \dots \dots \dots \dots \dots \dots \dots \dots \quad 4{,}73 \\
&\text{Théorie pour } (C^5Cl^5O)^2Hg + 2H^2O \dots \quad 4{,}78
\end{aligned}
$$

Pour effectuer le dosage du mercure nous avons pris un tube de verre de 0,35 à 0,40 de long., fermé à un bout ; au fond, on met 3 à 4 centimètres de bicarbonate de soude, puis un peu de chaux pure, ensuite on introduit avec précaution la substance bien mélangée avec de la chaux, puis on remplit le tube avec de la chaux. Le tube est alors étiré et coudé de façon à ce que la pointe affleure dans un vase juste au niveau de l'eau. En chauffant, le mercure se volatilise et va se réunir dans l'eau, on le sèche et on le pèse.

<pre>
Matière............................ 0,2504
Mercure............................ 0,0640
Calculé %.......................... 26,91
Théorie pour (C⁶Cl⁵O)²Hg........... 27,35
</pre>

Aussi sa formule est-elle :

$$(C^6Cl^5O)^2Hg + 2H^2O$$

PENTACHLOROPHÉNATE DE PLOMB

Obtenu par précipitation à chaud d'une solution neutre de pentachlorophénate de soude par une solution neutre d'acétate de plomb. Il se présente sous l'aspect d'une poudre blanche, amorphe, très dense, insoluble dans tous les dissolvants neutres.

Le pentachlorophénate de plomb chauffé à 110° ne diminue pas de poids.

A l'analyse, ce produit, chauffé au préalable à 110°, nous a donné les résultats suivants :

$$
\begin{array}{ll}
\text{Matière} & 0,4128 \\
\text{Sulfate de plomb} & 0,1623 \\
\text{Plomb } ^o/_o & 27,26 \\
\text{Théorie pour } (C^6Cl^5O)^2Pb & 27,98
\end{array}
$$

La formule est donc :

$$(C^6Cl^5O)^2Pb$$

PENTACHLOROPHÉNATE D'ARGENT

La préparation de ce sel a été attribuée à tort à Erdmann ; celui-ci avait obtenu un mélange de trichlorophénate et de tétrachlorophénate d'argent.

Nous avons préparé ce sel par double décomposition entre l'azotate d'argent et le pentachlorophénate de sodium.

Le pentachlorophénate d'argent se présente sous forme d'une poudre jaune orangée, amorphe, insoluble dans l'eau même à l'ébullition, se conservant parfaitement bien à la lumière lorsqu'il est exempt d'oxyde. Dans ce dernier cas, il se colore assez vite en noir, même à une très faible lumière. Il est insoluble dans l'alcool, le benzène, très soluble dans l'ammoniaque et l'hyposulfite de soude; l'acide azotique le décompose en laissant un léger précipité blanc de pentachlorophénol.

Le pentachlorophénate d'argent ne renferme pas d'eau.

Pour doser l'argent dans ce composé, nous nous sommes conformé à la méthode indiquée par M. Hugounenq pour le dosage du tétrachlorophénate d'argent.

Nous avons calciné avec précaution le produit dans un creuset de porcelaine. Le chlorure d'argent fond et englobe un peu de charbon ; on laisse refroidir, on ajoute un fragment de zinc et de l'eau acidulée avec de l'acide sulfurique. Après quelques heures, on sépare la masse spongieuse d'argent métallique, on la lave très-soigneusement à l'eau et on porte au rouge. Il reste de l'argent métallique que l'on pèse :

$$
\begin{aligned}
&\text{Matière}\dots\dots\dots\dots\dots\dots\dots\dots\dots\dots\quad 0{,}1847 \\
&\text{Argent}\dots\dots\dots\dots\dots\dots\dots\dots\dots\dots\dots\quad 0{,}0532 \\
&\text{Argent}\,^o/_o\dots\dots\dots\dots\dots\dots\dots\dots\dots\quad 28{,}83 \\
&\text{Théorie pour } C^6Cl^5OAg\dots\dots\dots\dots\quad 28{,}91
\end{aligned}
$$

La formule du pentachlorophénate d'argent est donc :

$$C^6Cl^5OAg$$

PENTACHLOROPHÉNATE DE PHÉNYLHYDRAZINE

Le pentachlorophénate de phénylhydrazine (MM. Hugounenq et Barral) se présente sous forme d'aiguilles blanches feutrées, soyeuses, fusibles à 114-115°, en se décomposant. Cette combinaison, qui a pour formule :

$$C^6Cl^5OH.AzH^2.AzH.C^6H^5$$

s'effleurit dans le vide en perdant de la phénylhydrazine et s'altère peu à peu à la lumière.

PENTACHLOROPHÉNATE D'ANILINE

Nous avons préparé du pentachlorophénate d'aniline en combinant directement une molécule d'aniline avec une molécule de pentachlorophénol, en opérant à chaud et en présence de l'eau ; nous avons obtenu par refroidissement, de petites aiguilles blanches, soyeuses, fondant à 87°-88°.

Dosage du chlore :

Substance	0,0844
Ag.Cl	0,1689
Chlore %	49,50
Théorie pour $C^6Cl^5.OH$, $C^6H^5.AzH^2$....	49,44

Ces aiguilles se dissocient peu à peu, comme le pentachlorophénate d'ammonium, mais beaucoup plus lentement, en dégageant leur aniline. Le point de fusion, pris le lendemain est de 95-97° ; 48 heures après, elles fondaient à 104°.

Le pentachlorophénate d'aniline est donc un corps instable, ayant pour composition :

$$C^6Cl^5.OH.C^6H^5.AzH^2$$

CONCLUSIONS

I. — Nous avons étudié trois méthodes de préparation du pentachlorophénol, par chloruration du phénol :

a. — En présence du chlorure d'antimoine;

b. — En présence de l'iode ;

c. — En présence du perchlorure de fer anhydre ;

Ces méthodes permettent d'obtenir du pentachlorophénol avec un bon rendement; toutefois la 3e méthode est préférable.

II. — Pour purifier le pentachlorophénol obtenu, il faut le traiter par la soude en présence d'un peu de bioxyde de sodium. Il suffit ensuite de précipiter par l'acide chlorhydrique, pour obtenir un produit pur.

III. — Nous avons étudié et donné la composition

des pentachlorophénates, déjà obtenus, de sodium, de potassium et d'ammonium.

Nous avons préparé et étudié les pentachlorophénates suivants :

<table>
<tr><td rowspan="14">Pentachlorophénates de :</td><td>Lithium</td><td>C^6Cl^5O Li $+$ H^2O.</td></tr>
<tr><td>Calcium</td><td>$(C^6Cl^5O)^2$ Ca.</td></tr>
<tr><td>Strontium</td><td>$(C^6Cl^5O)^2$ Sr $+$ 2 H^2O.</td></tr>
<tr><td>Baryum</td><td>$(C^6Cl^5O)^2$ Ba $+$ 2 H^2O.</td></tr>
<tr><td>Magnésium</td><td>$(C^6Cl^5O)^2$ Mg $+$ 10 H^2O.</td></tr>
<tr><td>Zinc</td><td>$(C^6Cl^5O)^2$ Zn $+$ H^2O.</td></tr>
<tr><td>Cobalt</td><td>$(C^6Cl^5O)^2$ Co $+$ 4 H^2O.</td></tr>
<tr><td>Nickel</td><td>$(C^6Cl^5O)^2$ Ni $+$ 8 H^2O.</td></tr>
<tr><td>Cuivre</td><td>$(C^6Cl^5O)^2$ Cu $+$ $^1/_2$ H^2O.</td></tr>
<tr><td>Mercure</td><td>$(C^6Cl^5O)^2$ Hg $+$ 2 H^2O</td></tr>
<tr><td>Plomb</td><td>$(C^6Cl^5O)^2$ Pb.</td></tr>
<tr><td>Argent</td><td>C^6Cl^5OAg.</td></tr>
<tr><td>Aniline</td><td>$C^6Cl^5OH, C^6H^5AzH^2$.</td></tr>
</table>

BIBLIOGRAPHIE

Barral. — *Bull. Soc. Chim.Paris*, juin 1894, p. 557. — Préparation de l'hexachlorophenol.

» *Bull. Soc. Chim. Paris,* juillet 1895, p. 705. — Formation de la quinone tétrachlorée au dépens de l'hexachlorophénol.

» *Bull. Soc. Chim. Paris,* 1895, p. 675. — Sur la formation de l'hexachlorophénol.

» *Bull. Soc. Chim. Paris,* mars 1895. — Action du chlorure d'aluminium sür l'hexachlorophénol.

» *Bull. Soc. Chim, Paris,* 1895. — Formation de l'hexachlorophénol et de l'heptachlorophénol.

» *Bull. Soc. Chim. Paris,* 1895. — Action des chlorures d'acides sur l'hexachlorophénol, en présence du chlorure d'aluminium, formation d'éthers du pentachlorophénol.

» Recherches sur quelques dérivés chlorés du phénol (Thèse de la Faculté des Sciences de Paris) 1895.

» *Bull. Soc. Chim. Paris,* 1900. — Actions des oxydants sur le pentachlorophénol.

» *Bull. Soc. Chim. de Paris,* 1900. — Préparation des carbonates de pentachlorophénol et d'alcools.

Belstein. — *D. Chem. Gessell.,* XI, 2,182.

Benedickt Schmidt, *Monatshefte f. Chemie,* 4.606.

Erdmann. — *Journal fur prakt.chem.*, 1841, t.XXII p. 272.

    » *Annales de Chimie et de Physique*, 37, 343-48. 309.

Hugounenq. — Dérivés chlorés de l'anisol et du phénol ordinaire, (Thèse de la Faculté des Sciences de Paris,1890).

Laurent. — *Annales de Chimie et de physique*,t. III p. 497.

    » *Annales de Chimie et de Physique*, t. XXXVIII, p. 313.

Merz et Veith. — *Deutsche chemische Gessellschaft*, t. V. p. 468.

    » *Berichte der deutsch chem. Gessell.*, t. V, p. 451.

    » *Bulletin de la Société chimique de Paris*, 18, p. 335.

Schutzemberger. — *Bulletin de la Société de Chirurgie de Paris*, 1865, p. 103.

Weber et Wolff. — *Deutsche chemische Gessellschaft*,t. XVIII,p.335

       »   *Bulletin de la Société chimique de Paris*,18. p.335.

       »   *Bulletin de la Société chimique de Paris*, t. XXXXV p. 573.

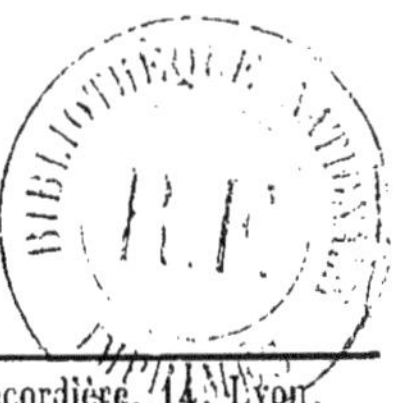

38

9 782019 274702